Brachel

MODIFICATION

DE LA CANULE

De Mr Dupuytren,

POUR L'OPÉRATION

DE LA FISTULE LACRYMALE.

Par J. L. BRACHET,

MEMBRE DE LA SOCIÉTÉ MÉDICALE D'ÉMULATION, etc.

Je veux bien, disait un jour Chopart à quelques membres de l'Académie, que les autres procédés soient plus ingénieux, mais celui-ci guérit mieux.

Œuvres chirurgicales de DESAULT.

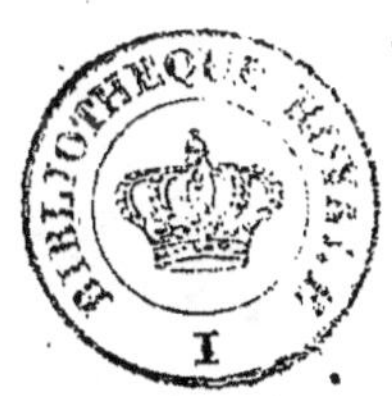

A LYON,

Imprimerie de J. M. BOURSY, place de la Fromagerie.

1816.

A Monsieur MONTAIN jeune, CHIRURGIEN EN CHEF de l'Hospice de la Charité de Lyon, etc. etc.

Vous avez guidé mes premiers pas dans la pratique de la médecine : si j'y ai obtenu quelques succès, c'est à vous que j'en suis redevable. Je vous ai des obligations infinies : permettez-moi de céder au plaisir que j'éprouve de les publier et de vous exprimer les sentimens de reconnaissance et de dévouement dont je suis pénétré pour le meilleur des hommes et le modèle des frères.

J. L. BRACHET.

MODIFICATION

DE LA CANULE

De M.ʳ Dupuytren,

POUR L'OPÉRATION

DE LA FISTULE LACRYMALE.

ÉLÈVE particulier de M. Dupuytren, j'ai suivi ses leçons pendant plusieurs années. Personne mieux que moi n'a été à portée de mettre à profit la brillante pratique de ce fameux chirurgien, d'apprécier son habileté dans les opérations, et de reconnaître par - tout le génie supérieur qui lui faisait toujours choisir le procédé le plus avantageux, quelquefois en corriger les défectuosités, ou bien lui en substituer un plus parfait. L'histoire des progrès qu'il a fait faire et qu'il fera faire encore à l'art de guérir sera toujours le plus bel éloge de ses talens. Le nombre prodigieux de ses élèves a porté dans toutes les parties de l'Europe, ses procédés opératoires et son nom. Sans prétendre rien ajouter à sa réputation, je veux essayer de me rendre, à Lyon, l'apôtre de sa méthode pour l'opération de la Fistule lacrymale, dans l'espérance qu'elle y sera généralement adoptée, qu'elle épargnera aux malades beaucoup de souffrances et d'incommodités, et leur procurera une guérison plus certaine.

Si elle n'est pas une maladie dangereuse, la fistule lacrymale ne guérit pas non plus spontanément. De tout temps on a cherché à dissiper la difformité et l'incommodité qu'elle entraînoit. Les méthodes et les procédés qui ont été imaginés, modifiés et corrigés, sont innombrables; et si, comme l'observe Bichat, la multiplicité des procédés opératoires était la mesure des progrès de l'art sur le traitement d'une maladie, quel autre plus que celui de la fistule lacrymale seroit voisin de la perfection? Et cependant aucun praticien ne se dissimule la difficulté d'obtenir une cure radicale. Bell avoue, dans son Traité de chirurgie, que tous les moyens recommandés par les auteurs sont longs, douloureux et incertains. C'est en peu de mots énumérer leurs principaux inconvéniens. Mais je dis de plus, sur dix personnes opérées par les anciens procédés et guéries en apparence, huit au moins, après un laps de temps assez court, ont la douleur de voir reparaître leur infirmité.

M. Dupuytren a proposé sa canule; il a mieux fait, il s'en est servi dans tous les cas, et dans tous les cas il a obtenu le succès le plus complet.

Cette canule n'est qu'un petit tube en or, long de huit à onze lignes, selon la hauteur de la face de la personne à opérer, à-peu-près d'une ligne de diamètre supérieurement, et diminuant un peu inférieurement, terminé à son extrémité supérieure par un petit évasement en forme de bourrelet analogue à la partie évasée d'une trompette, coupé en biseau à son extrémité inférieure, et légèrement courbé du côté du biseau pour se conformer à la disposition du canal nasal où il doit être placé à demeure.

Pour l'y porter, il se sert d'une espèce de mandrin en acier, composé de deux parties : 1.° une tige conformée comme la canule, qu'elle doit dépasser d'une demi-ligne environ par l'une de ses extrémités, et terminée à l'autre par un rebord coupé net qui puisse pousser la canule, laissant à la tige la mobilité la plus parfaite dans son intérieur, le moindre frottement pouvant lui faire aisément entraîner la canule en retirant le mandrin. Le rebord de la tige doit être échancré sur deux points, afin de laisser la liberté de glisser au besoin le bout d'une sonde cannelée ou de tout autre corps solide sur l'évasement de la canule, pour la retenir en place pendant qu'on retire le mandrin; 2.° un manche dont la forme varie au gré du praticien. Celui dont je me sers est en ivoire, taillé à pans, et terminé par un écrou où se visse un mandrin d'une longueur proportionnée à celle de la canule jugée convenable: Il est inutile d'observer qu'il en faut avoir autant qu'on a de canules de longueur différente.

Une canule, un mandrin et un bistouri sont les seuls instrumens qu'emploie M. Dupuytren. La manière dont il opère est de la plus grande simplicité.

Le malade assis en face du jour, la tête un peu renversée sur la poitrine d'un aide qui la tient fortement fixée, le chirurgien (nécessaiment ambidextre pour pouvoir opérer des deux côtés) place le pouce d'une main sur le petit angle des paupières du côté malade, tire la peau en dehors, et fait saillir le tendon du muscle palpébral qu'il doit éviter : il applique les quatre derniers doigts de la même main sur la pommette du côté opposé, et y prend une espèce de point d'appui. Il saisit de l'autre main un bistouri, et le tenant comme une plume à écrire, le tranchant tourné en dehors et un peu en devant, il le plonge au-dessous du tendon palpébral, traverse à la fois les tégumens, le muscle et le sac, et engage d'un seul trait la pointe de l'instrument dans l'orifice supérieur du canal nasal. De la main qui tenait la paupière tendue, il prend le mandrin armé de la canule, le porte sur le bistouri qui lui sert de conducteur jusqu'au canal nasal, retire le bistouri et enfonce le mandrin et la canule ; lorsqu'il en a engagé le rebord au fond du sac, il retire le mandrin, et l'opération est terminée. Comme le peu de sang que donne la plaie peut rendre le glissement du mandrin dans la canule assez difficile, et faire retirer le tout ensemble, pour obvier à cet inconvénient, aussitôt qu'on a placé convenablement la canule, on la retient avec une sonde cannelée qu'on appuie sur son évasement, à travers l'échancrure du rebord du mandrin, pendant qu'on retire celui-ci.

Il s'écoule à peine quelques gouttes de sang : l'irritation, produite moins par la piqûre que par la présence du corps étranger, détermine pendant les quatre premiers jours une inflammation assez vive, que dissipent quelques bains de pieds et l'application de cataplasmes émolliens. Au bout de huit jours, on ne trouve plus qu'une cicatrice imperceptible et une légère rougeur qui disparaît insensiblement. Telle est la marche simple que j'ai constamment observée à la suite de l'opération que je viens de décrire.

Comparons cette méthode à toutes celles qui l'ont précédée, et il ne nous sera pas difficile d'établir sa supériorité.

1.º Dans toutes les opérations anciennes, il y a au moins trois ou quatre temps qui tous sont très-douloureux, et chaque pansement est en quelque sorte une espèce d'opération. Dans celle de M. Dupuytren , il n'y en a que deux : incision et introduction de la canule. 2.º Dans la méthode ancienne la plus expéditive, le traitement doit durer au moins six semaines , et souvent six mois et un an. Dans celle que j'ai décrite, huit jours et même moins suffisent pour la guérison. 3.º Dans toutes celles des anciens, après les incommodités d'une traitement très-long et douloureux, la membrane muqueuse , semblable à celle du canal de l'urèthre, une fois engorgée , conserve comme elle la plus grande tendance à s'engorger de nouveau, et la récidive est presque constante au bout de six mois , un an, deux ans au plus : ce n'est qu'une cure palliative. Par la canule, point de récidive. J'ai vu une demoiselle opérée depuis huit ans par M. Dupuytren; pendant tout cet espace de temps, elle n'a pas éprouvé le moindre larmoiement : la cure est radicale. 4.º A l'exception des méthodes d'Anel, de Laforêt, de Méjean et de Pouteau, toutes exposent à l'éraillement des paupières, ou tout au moins à une cicatrice assez difforme. L'introduction de la canule ne demande qu'une petite incision , qui laisse un linéament de cicatrice qu'il faut connaître pour pouvoir le trouver : cet avantage ne sera pas le moindre aux yeux de bien du monde.

Comment peut-il se faire, m'ont objecté quelques personnes, que des parties organisées

(14)

puissent s'accoutumer sans danger à la présence
d'un corps étranger? De la même manière qu'une
lame d'épée, une balle de blomb, ont pu séjour-
ner impunément un grand nombre d'années dans
la tête, la poitrine, les membres, à la suite de
différentes blessures ; qu'une bougie, une sonde
se placent tous les jours à demeure dans le canal
de l'urèthre ; qu'un pessaire reste des années
dans le vagin ; qu'une dent artificielle prend en
quelque sorte racine dans l'alvéole ; qu'un obtu-
rateur finit par ne plus gêner du tout le malade,
etc. Au surplus le fait existe, et le raisonnement
doit se taire devant l'expérience : *facta poten-
tiora verbis.*

J'ai vu plus de trente malades opérés par
M. Dupuytren, obtenir en huit jours une guérison aussi sûre que prompte. Un seul n'a pas pu
jouir des avantages de la canule : il était dans
le cas des trois malades observés par J. L.
Petit ; les conduits lacrymaux étaient obstrués,
et cependant il y avait tumeur lacrymale formée
par l'amas de la mucosité du sac. Deux fois j'ai
introduit la canule à des personnes à qui on
avait prodigué inutilement, jusqu'à ce jour,
toutes les ressources de l'art ; et deux fois le
succès le plus complet a couronné les deux pre-
mières opérations de ce genre qui aient été
faites à Lyon. M. Bouchet, qui jeune encore a
su par ses talens s'élever à un des premiers pos-

tes de l'Europe, et se placer à côté des grands maîtres de l'art, a adopté avec empressement une méthode aussi simple, aussi facile et aussi sûre, et tous les jours il s'applaudit de lui avoir donné la préférence.

Les avantages de l'introduction de la canule, que je viens d'esquisser trop rapidement sans doute, sont encore plus que suffisans pour déterminer le praticien indécis sur le choix du procédé qu'il devra employer; ils doivent entraîner son suffrage.

M. Dupuytren n'est pas le premier qui ait employé des canules dans l'opération de la fistule lacrymale, ainsi que me l'observait, il y a quelques jours, un vieux médecin; il n'est même pas le premier qui les ait fait construire de manière à les placer à demeure dans le canal nasal : mais les succès nombreux qu'il a obtenus, et l'oubli d'où il a tiré cette méthode, doivent l'en faire regarder comme l'inventeur : il se l'est véritablement appropriée. Son but est d'établir aux larmes une route artificielle, au milieu même de leur route naturelle. La canule, par sa solidité, s'oppose à l'engorgement des parois du canal, conserve le même diamètre, et offre toujours une voie libre et facile. Dans quelles vues différentes, nos prédécesseurs se sont-ils servis de la canule? *Wolouse* en plaçait successivement deux pour rendre calleuse l'ouverture artificielle qu'il pratiquait à l'os unguis; en retirait une, et laissait l'autre tomber dans les fosses nasales. *Hunter* n'a pas eu d'autre but. *Palluci, Desault, Bichat, Giraud,* etc., ne les ont laissées dans le canal nasal qu'autant de temps qu'il en fallait pour passer et établir l'espèce de seton destiné à dilater le passage rétréci. *Foubert,* dont le procédé se rapproche le plus de celui que nous décrivons, ne plaçait sa canule que pour faire, pendant un certain temps, la fonction de corps dilatant, et être rendue en mouchant, lorsque le canal nasal avait repris ses dimensions. Est-il besoin de rappeler la canule en forme de trois-quarts, dont *Jurine* se servait pour passer son fil, et qu'il retirait de suite après ?

Toutes ces méthodes sont imparfaites, puisqu'elles ne guérissent pas pour toujours, et ne seront plus conservées que dans les livres.

La méthode de M. Dupuytren réunit tous les avantages qu'on puisse désirer. Cependant j'ai observé qu'elle laissait quelquefois une légère incommodité, à laquelle il me semble facile d'obvier. La forme légèrement conique de la canule l'expose nécessairement à être repoussée en haut par les efforts que font sur elle les parois du canal, qui tendent à se rapprocher; peut-être pour s'en débarrasser, de la même manière que l'alvéole pousse et élève bientôt au-dessus du niveau des autres dents celle dont la corres-

pondante a été arrachée. Alors le rebord de la
canule fait saillir le sac, et peut faire croire au
retour de la maladie : il peut aller jusqu'à en-
flammer les téguments, les percer, et se faire
jour au – dehors. Un paysan guéri depuis trois
ans par la canule, se présente à M. Dupuytren,
en disant que sa grosseur était revenue. M. Dupuytren l'examine, reconnaît la saillie de la
canule, presse fortement dessus avec un doigt,
la replace entièrement dans le canal, et renvoie
le malade. Il nous observa que cet inconvénient
n'était d'aucune importance, et qu'il suffisait,
pour le faire disparaître, de se conduire comme
nous l'avions vu faire. J'ai vu, depuis, le même
accident se répéter bien des fois. La manière
d'y remédier est bien simple : mais ne peut-il
pas se faire qu'un individu, à qui pareille chose
arriverait, fût éloigné de tout secours, et laissât
la canule remonter assez pour s'ouvrir une voie
au - dehors, ou du moins laisser libre la partie
inférieure du canal qui, se rétrécissant de nouveau, rendrait la canule inutile, et reproduirait
la maladie ?

Ces considérations m'ont fait présumer qu'on
pourrait aisément prévenir cet inconvénient,
en faisant subir à la canule une légère modification. Il suffira, en effet, de substituer à sa coni-
cité une forme purement cylindrique, du même
calibre, dans toute son étendue. Et comme le

rebord évasé de l'extrémité supérieure pourrait, encore déterminer son élévation par le gonfle- ment de la membrane, ne serait-il pas avanta- geux de pratiquer à son extrémité inférieure, un petit renflement ovalaire, suffisant pour retenir la canule en place, et point assez gros pour l'empêcher d'être introduite ? L'engorgement qui pourrait survenir, tendant alors d'une part à pousser en haut l'extrémité supérieure, d'autre part à pousser en bas l'extrémité inférieure, verrait sa double action en sens opposés, se combattre et s'annuler elle-même ; et la canule ne s'en verrait que plus invariablement fixée à la place qu'elle doit occuper.

La canule de Pellier de Quenqsgy pourrait remplir le même but, si le bourrelet de sa partie moyenne, n'étoit pas trop élevé pour retenir efficacement la canule. D'ailleurs la forme droite de celle — ci ne se trouve point en rapport avec la légère courbure du canal, et doit la faire re- jeter. Son conducteur recourbé et son repous- soir sont incommodes et compliqués. Disons-le cependant : il est étonnant que cette méthode soit tombée dans l'oubli le plus complet, malgré ses avantages réels, et les éloges justement mé- rités que lui donne Bell.

Je crois indispensable le petit changement que j'ai proposé pour rendre plus utile la canule de M. Dupuytren ; je m'empresse de l'indiquer en publiant sa méthode, afin qu'on puisse de suite la mettre en usage dans toute sa perfection, et qu'on n'ait aucun reproche fondé à lui faire. Je regrette bien que la distance des lieux ne me permette pas de soumettre directement cette modification à mon ancien maître : il ne manquerait pas d'en tirer un parti plus avantageux encore, et les malades y gagneraient.

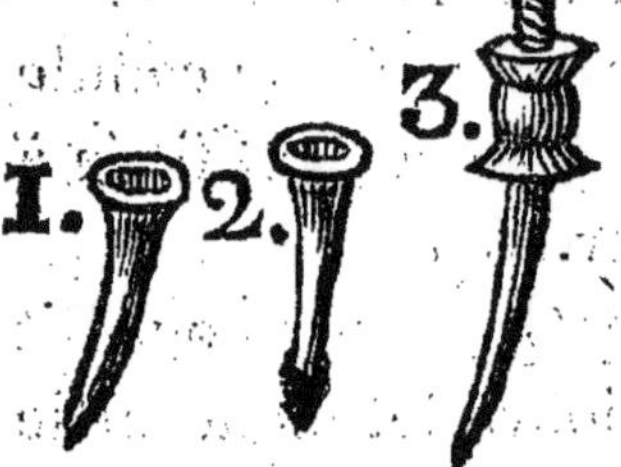

1. Canule de M. Dupuytren.
2. La même, modifiée par l'auteur.
3. Mandrin pour la conduire dans le canal nasal.

FIN.